Estratti di frutta e Verdura

Ricette estrattore per disintossicare il corpo e potenziare il sistema immunitario, cucina sana per pigri e vivere meglio con la medicina naturale delle quattro stagioni

Giorgia Colombo

Sommario

Benvenuti nel mondo della salute e del benessere.

Scoprirai come attraverso estratti e smoothies di frutta e verdura, possiamo integrare facilmente nutrienti essenziali nella tua dieta quotidiana, migliorando vari aspetti del tuo benessere. Il libro segue la struttura sotto riportata per garantire il giusto equilibrio di quello che si vuole integrare.

1) Detox e Purificazione

2) Energia e Vigore

3) Supporto Immunitario

4) Salute della Pelle

5) Relax e Calma

6) Digestione e Intestino Sano

7) Ricarica e Ripristino Sezione

Ognuna di queste varianti offre straordinari benefici e gusti sorprendenti. Potrai sperimentare e divertirti tra le tante ricette che troverai di seguito.

Speciale per i Bambini

"Ricette Divertenti e Nutrienti per Bambini", include gelati e yogurt che sono deliziosi e ricchi di vitamine e minerali essenziali per la crescita dei bambini. Queste ricette rendono il mangiare sano divertente e interessante per i bambini, aiutandoli a sviluppare abitudini alimentari positive.

Piano Settimanale per il Benessere

Troverai anche un piano settimanale di estratti e smoothies per integrare facilmente queste bevande nella tua routine quotidiana. Questo piano guida attraverso la settimana con ricette specifiche per ogni giorno, ciascuna progettata per promuovere un aspetto specifico del tuo benessere.

Conclusione

"Estratti di Frutta e Verdura" è il tuo compagno ideale per un viaggio verso una vita più sana e felice. Che tu voglia avere più energia, sostenere il tuo sistema immunitario, o semplicemente goderti un delizioso smoothie, questo libro ti fornirà le ricette e le informazioni di cui hai bisogno per fare scelte alimentari migliori e vivere una vita piena di vitalità.

Buona lettura e buon appetito!

Capitolo 1: Perdita di Peso

La perdita di peso è un obiettivo comune per molte persone che cercano di migliorare la propria salute e il proprio benessere. Attraverso una dieta bilanciata e l'integrazione di estratti nutrienti, è possibile supportare il metabolismo e favorire una riduzione del peso efficace e sostenibile. Questo capitolo ti aiuterà a raggiungere i tuoi obiettivi di peso in modo sano.

Consigli e Suggerimenti

- **Equilibrio Nutrizionale:** Includi l'uso di estratti come complemento a una dieta equilibrata, non come sostituti di pasti completi.
- **Ingredienti Metabolici:** Integra alimenti che sono noti per aiutare a accelerare il metabolismo, come il peperoncino, il tè verde e il caffè verde.
- **Idratazione:** Mantenere il corpo ben idratato è essenziale per la perdita di peso. Bevande come l'acqua infusa e gli estratti freschi possono essere molto utili.
- **Pasti Regolari:** Consuma estratti come parte di uno schema alimentare che include pasti regolari per evitare picchi di fame.

Ingredienti:

- o 1 mela verde
- o 1 pezzo di zenzero fresco
- o 1 piccolo peperoncino rosso
- o 1 cetriolo

Preparazione:

- ✓ Frulla tutti gli ingredienti fino a ottenere una consistenza liscia.

- ✓ Benefici: Questo estratto aiuta a stimolare il metabolismo grazie alla presenza di zenzero e peperoncino.

- ✓ Sostituzione: Se il peperoncino è troppo forte, sostituiscilo con un pizzico di cannella per mantenere un effetto termogenico.

Ingredienti:

- 1 manciata di spinaci
- 1 mela verde
- 1 limone, il succo
- 1 cetriolo

Preparazione:

✓ Frulla tutti gli ingredienti fino a ottenere un succo omogeneo.

✓ Benefici: Carico di fibre e povero di calorie, questo estratto è perfetto per chi cerca di perdere peso.

✓ Sostituzione: Se non ti piacciono gli spinaci, prova a utilizzare il cavolo riccio per un simile profilo nutrizionale.

Ingredienti:

- o 1 tazza di mirtilli
- o 1 limone, il succo
- o 1 bicchiere d'acqua

- o Foglie di menta per guarnire

Preparazione:

✓ Frulla i mirtilli con l'acqua e il succo di limone.

✓ Servi con foglie di menta fresca.

✓ Benefici: Ricco di antiossidanti, questo estratto supporta la perdita di peso e purifica il corpo.

✓ Sostituzione: Se i mirtilli non sono disponibili, usa fragole per un sapore dolce e benefici simili.

Ingredienti:

- o 1 fetta di ananas

- o 200 ml di acqua di cocco

- o 1 cucchiaino di semi di chia

Preparazione:

- ✓ Frulla l'ananas con l'acqua di cocco e i semi di chia fino a ottenere una consistenza cremosa.

- ✓ **Benefici**: Questo estratto è idratante, rinfrescante e ottimo per la perdita di peso.

- ✓ **Sostituzione**: Se non ti piace l'ananas, prova a sostituirlo con il mango per una dolcezza tropicale.

Capitolo 2: Energia e Vitalità

Il capitolo discute come l'aumento dei livelli di energia e vitalità possa migliorare la qualità della vita, rendendo le giornate più produttive e piacevoli. Si focalizza sugli estratti di frutta e verdura, spiegando come questi possano potenziare naturalmente l'energia grazie ai loro nutrienti essenziali e alla loro rapida assimilazione da parte del corpo.

Consigli e Suggerimenti

> **Integra Alimenti Energetici**: Scegli alimenti noti per i loro benefici energetici come banana, avena e semi di chia, che rilasciano energia in modo sostenuto.

> **Vitamine del Gruppo B**: Assicurati di includere fonti di vitamine B, cruciali per la produzione di energia, come verdure a foglia verde e frutta secca.

> **Antiossidanti Potenti**: Consuma frutti ricchi di antiossidanti come bacche e agrumi, che proteggono le cellule dai danni ossidativi e migliorano la funzione cellulare.

➤ **Idratazione Adeguata**: L'acqua è essenziale per il metabolismo ottimale e la produzione di energia. Integrare estratti idratanti può fare una grande differenza.

Ingredienti:

- 1 mazzo di spinaci freschi
- 1 mela verde
- 1 limone
- 1 pezzo di zenzero fresco

Preparazione:

✓ Frulla tutti gli ingredienti per ottenere un estratto ricco ed energizzante.

✓ **Benefici**: Questo estratto è perfetto per un incremento di energia naturale.

✓ **Sostituzione**: Se gli spinaci non sono di tuo gradimento, puoi sostituirli con cavolo riccio per un profilo nutrizionale simile.

Sveglia Tropicale

Ingredienti:

- 1 tazza di ananas fresco
- 1 banana
- 1 cucchiaino di semi di chia
- 200 ml di latte di cocco
-

Preparazione:

✓ Frulla tutti gli ingredienti fino a ottenere un frullato cremoso e tropicale.

✓ **Benefici**: Questo frullato fornisce un rilascio di energia costante.

✓ **Sostituzione**: Se l'ananas non è adatto, prova con mango per benefici simili e un gusto tropicale.

Ingredienti:

- o 1 tazza di mirtilli
- o 1 tazza di fragole
- o 1 arancia

Preparazione:

- ✓ Frulla le bacche e l'arancia per un delizioso e potente estratto.

- ✓ **Benefici**: Ricco di antiossidanti e vitamine, stimola la tua energia naturale.

- ✓ **Sostituzione**: Se preferisci altri frutti, prova con i lamponi o le more.

Ingredienti:

- o 1 mela
- o ½ tazza di fiocchi di avena
- o 1 cucchiaino di miele
- o 200 ml di latte di mandorla

• Preparazione:

- ✓ Lascia ammollare l'avena nel latte di mandorla per circa 30 minuti, poi frulla con la mela e il miele.
- ✓ **Benefici:** Ideale per un boost di energia mattutina.
- ✓ **Sostituzione:** Se l'avena non è adatta, usa semi di lino macinati per una dose di omega-3.

Capitolo 3: Salute del Sistema Immunitario

Il capitolo sottolinea l'importanza di un sistema immunitario forte per proteggere il corpo dalle infezioni e malattie. Spiega come una nutrizione adeguata possa rafforzare le difese naturali del corpo. Si esplora come specifici estratti di frutta e verdura possano potenziare il sistema immunitario arricchendo la dieta con vitamine, minerali e antiossidanti essenziali.

Consigli e Suggerimenti

> - **Alimenti come**: l'aglio, i funghi e il tè verde sono noti per le loro proprietà immuno-stimolanti.
> - **Ricchezza di Vitamina C**: Aggiungi frutta come kiwi, papaya e guava che sono eccellenti fonti di vitamina C.
> - **Beta-Glucani e Selenio**: Cibi come avena, orzo e noci del Brasile sono ricchi di questi composti che aiutano a rafforzare l'immunità.
> - **Prebiotici e Probiotici**: Mantieni la salute intestinale, cruciale per un buon sistema immunitario, con yogurt, kefir e alimenti fermentati.

Ingredienti:

- o 2 carote
- o 1 mela
- o 1 pezzo di curcuma fresca
- o 1 pezzo di zenzero fresco

Preparazione:

- ✓ Frulla tutti gli ingredienti fino ad ottenere un succo liscio.
- ✓ **Benefici:** Questo estratto è un potente anti-infiammatorio e aiuta a rafforzare l'immunità.
- ✓ **Sostituzione:** Se la curcuma non è di tuo gradimento, prova con un pezzo di radice di liquirizia per effetti simili.

Ingredienti:

- 1 manciata di kale
- 1 pera
- 1 cucchiaino di spirulina in polvere
- 200 ml di acqua di cocco

Preparazione:

- ✓ Frulla il kale, la pera e la spirulina con l'acqua di cocco.
- ✓ **Benefici**: Carico di antiossidanti, questo estratto supporta la funzione immunitaria.
- ✓ **Sostituzione**: Se il kale è troppo forte, sostituiscilo con spinaci per un gusto più tenue.

Ingredienti:

- 1 tazza di fragole
- ½ tazza di lamponi
- 1 arancia, pelata
-

Preparazione:

- ✓ Frulla le bacche e l'arancia fino ad ottenere un succo omogeneo.
- ✓ **Benefici:** Ricco di vitamina C e antiossidanti, aiuta a mantenere il sistema immunitario forte.
- ✓ **Sostituzione:** Se non ti piacciono le fragole, usa ciliegie per benefici e sapore simili.

Ingredienti:

- o 1 tazza di ananas
- o 1 mango
- o 1 banana
- o Succo di 1 lime
- o

Preparazione:

- ✓ Frulla l'ananas, il mango e la banana con il succo di lime.
- ✓ **Benefici**: Un mix di vitamine e minerali, perfetto per un boost immunitario.
- ✓ **Sostituzione**: Se il mango non è disponibile, prova con la papaya per una dolcezza simile e proprietà nutrizionali adeguate.

Capitolo 4: Detox e Purificazione

Il capitolo discute come una disintossicazione regolare possa liberare il corpo dalle tossine accumulate, migliorando il funzionamento degli organi e promuovendo una sensazione di benessere generale. Esplora come specifici estratti di frutta e verdura possano supportare il processo di detox, aiutando il corpo a purificarsi in modo naturale ed efficace.

Consigli e Suggerimenti

- ➢ **Favorire Alimenti Ricchi di Fibre**: Integrare alimenti come mele, pere e verdure a foglia verde, che supportano la digestione e la purificazione del tratto intestinale.
- ➢ **Antiossidanti per il Fegato**: Alimenti come il cavolo e i carciofi sono noti per il loro supporto alla funzione epatica.
- ➢ **Idratazione Continua**: Bere molti liquidi, specialmente acqua e tisane, è fondamentale durante un periodo di detox.
- ➢ **Ridurre Tossine Alimentari**: Limitare l'assunzione di alimenti processati e zuccheri che possono sovraccaricare il sistema.

Ingredienti:

- o 1 mazzo di prezzemolo
- o 1 cetriolo
- o 1 mela verde
- o Succo di 1 lime

Preparazione:

- ✓ Frulla tutti gli ingredienti per ottenere un estratto verde e rinfrescante.
- ✓ **Benefici**: Il prezzemolo e il cetriolo sono potenti diuretici naturali, ottimi per la detox.
- ✓ **Sostituzione**: Se non gradisci il prezzemolo, prova con il basilico per un aroma diverso ma simili proprietà purificanti.

Ingredienti:

o 3 carote
o 1 pezzo di curcuma fresca
o 1 pezzo di zenzero fresco
o Succo di 1 arancia

- **Preparazione:**

✓ Frulla tutti gli ingredienti fino a ottenere un liquido omogeneo.
✓ **Benefici:** Questo tonico è ricco di beta-carotene e antiossidanti, che supportano la purificazione del corpo.
✓ **Sostituzione:** Se la curcuma è troppo forte, usa la cannella che ha proprietà anti-infiammatorie.

Ingredienti:

- o 1 barbabietola
- o 1 mela
- o 1 cetriolo
- o 1 pezzo di zenzero

Preparazione:

- ✓ Frulla tutti gli ingredienti per creare un potente detox drink.
- ✓ **Benefici**: La barbabietola aiuta a pulire il sangue e il fegato.
- ✓ **Sostituzione**: Se la barbabietola non è di tuo gradimento, sostituiscila con la radice di tarassaco per effetti simili.

Ingredienti:

- o 2 cetrioli
- o Succo di 2 limoni
- o 1 litro di acqua

Preparazione:

- ✓ Taglia i cetrioli e mescola con il succo di limone e l'acqua. Lascia riposare in frigorifero per alcune ore.
- ✓ **Benefici:** Ottimo per l'idratazione e la purificazione.
- ✓ **Sostituzione:** Se il cetriolo non è di tuo gradimento, prova con l'anguria che è altrettanto idratante.

Capitolo 5: Salute della Pelle

Consigli e Suggerimenti

- ➤ **Vitamina C e E**: Consuma alimenti ricchi di queste vitamine, come agrumi e semi di girasole, per promuovere la produzione di collagene e proteggere la pelle dai danni dei radicali liberi.
- ➤ **Omega-3**: Integrare alimenti come semi di lino o noci, che sono ricchi di grassi omega-3, aiuta a mantenere la pelle idratata e elastica.
- ➤ **Acqua**: Mantenere la pelle idratata bevendo sufficiente acqua e consumando frutta e verdura ad alto contenuto di acqua come cetrioli e angurie.
- ➤ **Antiossidanti**: Alimenti come bacche, carote e pomodori possono proteggere la pelle dai danni ambientali.

Ingredienti:

- o 1 tazza di bacche miste (mirtilli, fragole, lamponi)
- o 1 kiwi
- o 1 tazza di acqua di cocco

Preparazione:

- ✓ Frulla tutti gli ingredienti fino a ottenere un drink omogeneo e gustoso.
- ✓ **Benefici**: Ricco di antiossidanti e vitamine, questo elisir aiuta a combattere l'invecchiamento precoce e migliora l'elasticità della pelle.
- ✓ **Sostituzione**: Se non gradisci le bacche, prova con pezzi di melagrana, altrettanto ricchi di antiossidanti.

Ingredienti:

- o 2 carote
- o 1 mela
- o 1 pezzo di zenzero fresco
- o 1/2 cetriolo

Preparazione:

- ✓ Frulla tutti gli ingredienti fino a ottenere un succo liscio.
- ✓ **Benefici**: Questo tonico è ideale per purificare la pelle e fornire un boost di betacarotene e vitamina C.
- ✓ **Sostituzione**: Se le carote non sono di tuo gradimento, sostituiscile con pezzi di zucca.

Ingredienti:

- o 1 arancia rossa
- o 1/2 pompelmo
- o 1 pezzetto di curcuma bio
- o 1 tazza di acqua

Preparazione:

- ✓ Frulla tutti gli ingredienti per un drink che illumina la pelle dall'interno.
- ✓ **Benefici**: Ottimo per la luminosità della pelle grazie alla vitamina C e agli effetti antinfiammatori della curcuma.
- ✓ **Sostituzione**: Se il pompelmo è troppo amaro, usa il mandarino per un sapore più dolce.

Ingredienti:

- o 1 manciata di spinaci
- o 1 avocado
- o 1 banana matura
- o 1 tazza di latte di mandorla

Preparazione:

- ✓ Frulla tutti gli ingredienti fino a ottenere una consistenza cremosa.
- ✓ **Benefici**: Questo smoothie è ricco di grassi sani e vitamina E, che nutrono e idratano la pelle.
- ✓ **Sostituzione**: Se non gradisci gli spinaci, prova con il kale per benefici simili.

Capitolo 6: Salute Mentale e Relax

Consigli e Suggerimenti

- **Omega-3 per il Cervello**: Alimenti ricchi di omega-3 come semi di lino, noci e olio di pesce sono essenziali per la salute del cervello.
- **Magnesio per il Relax**: Il magnesio, presente in alimenti come spinaci, mandorle e avocado, può aiutare a ridurre lo stress e migliorare la qualità del sonno.
- **Antiossidanti per il Buon Umore**: Frutti come i mirtilli e le ciliegie sono ricchi di antiossidanti che combattono lo stress ossidativo e promuovono il benessere mentale.
- **Vitamina B per l'Energia Mentale**: Complessi di vitamina B trovati in cereali integrali, legumi e verdure a foglia verde sono vitali per la produzione di energia e la gestione dello stress.

Ingredienti:

- o 1 banana
- o 1 tazza di mirtilli
- o 1 cucchiaio di semi di lino macinati
- o 200 ml di latte di mandorla

Preparazione:

- ✓ Frulla tutti gli ingredienti per un delizioso smoothie che nutre la mente e il corpo.
- ✓ **Benefici**: Ricco di omega-3, antiossidanti e magnesio, questo smoothie aiuta a combattere lo stress e promuove la serenità.
- ✓ **Sostituzione**: Se non gradisci i mirtilli, prova con i lamponi per un apporto simile di antiossidanti.

Ingredienti:

- o 1 cucchiaino di fiori di camomilla
- o 1 cucchiaino di fiori di lavanda
- o 250 ml di acqua bollente

Preparazione:

- ✓ Lascia in infusione i fiori in acqua bollente per 10 minuti.
- ✓ **Benefici**: Questa tisana è nota per le sue proprietà calmanti e rilassanti, ideale per ridurre ansia e migliorare il sonno.
- ✓ **Sostituzione**: Se la lavanda è troppo intensa, sostituiscila con la menta per un effetto rinfrescante e calmante.

Ingredienti:

- o 1 pezzo di zenzero fresco
- o 1 pezzo di curcuma fresca
- o 1 limone
- o 500 ml di acqua

Preparazione:

- ✓ Bollire l'acqua con zenzero e curcuma per 15 minuti, poi aggiungere il succo di limone.
- ✓ **Benefici:** Questo infuso è potente per combattere l'infiammazione e promuovere il riposo.
- ✓ **Sostituzione:** Se non ti piace il gusto della curcuma, prova con la cannella per benefici antinfiammatori simili.

Ingredienti:

- o   2 mele
- o   1 bastoncino di cannella
- o   500 ml di acqua

Preparazione:

- ✓ Tagliare le mele a pezzi e bollire con la cannella per 20 minuti.
- ✓ **Benefici**: Questo decotto è ricco di sapore e di proprietà calmanti, ottimo per un momento di relax.
- ✓ **Sostituzione**: Se preferisci un sapore diverso, sostituisci la mela con la pera per un dolce alternativo.

Consigli e Suggerimenti

- ➢ **Alimenti Ricchi di Fibre**: Integrare frutta e verdura ad alta fibra come mele, pere e carote per promuovere la regolarità intestinale.
- ➢ **Enzimi Digestivi Naturali**: Ananas e papaya contengono enzimi che aiutano a scomporre le proteine e facilitare la digestione.
- ➢ **Probiotici per la Flora Intestinale**: Yogurt, kefir e altri alimenti fermentati possono contribuire a bilanciare la flora intestinale.
- ➢ **Evitare Irritanti**: Limitare il consumo di cibi che possono irritare il sistema digestivo, come caffè, alcol e cibi molto speziati.

Ingredienti:

- 2 mele
- 1 pezzo di zenzero fresco
- 1 cucchiaino di semi di finocchio
- 200 ml di acqua

Preparazione:

- ✓ Frulla le mele con lo zenzero, i semi di finocchio e l'acqua per uno smoothie rinfrescante.
- ✓ **Benefici**: Questo smoothie è ideale per alleviare il gonfiore e stimolare la digestione.
- ✓ **Sostituzione**: Se lo zenzero è troppo intenso, sostituiscilo con la menta per un effetto rinfrescante.

Ingredienti:

- o 1 cucchiaino di fiori di camomilla
- o 1 cucchiaino di foglie di menta
- o 250 ml di acqua bollente

Preparazione:

- ✓ Lascia in infusione i fiori di camomilla e le foglie di menta nell'acqua bollente per 10 minuti.
- ✓ **Benefici**: Questa tisana è nota per le sue proprietà calmanti e digestive.
- ✓ **Sostituzione**: Se la camomilla non è di tuo gradimento, prova con il tiglio per simili benefici calmanti.

Ingredienti:

- o 1 cucchiaino di semi di finocchio
- o 1 pezzetto di radice di liquirizia
- o 500 ml di acqua

Preparazione:

- ✓ Bollire l'acqua con i semi di finocchio e la liquirizia per 15 minuti.
- ✓ **Benefici**: Ottimo per migliorare la digestione e alleviare il gonfiore.
- ✓ **Sostituzione**: Se non ti piace la liquirizia, usa il cardamomo per un gusto differente ma efficace.

Ingredienti:

- 1 papaya
- 1 banana
- 1 cucchiaino di semi di chia
- 200 ml di latte di cocco

Preparazione:

- ✓ Frulla tutti gli ingredienti per un delizioso e nutriente smoothie.
- ✓ **Benefici**: La papaya contiene enzimi digestivi che aiutano a scomporre le proteine, mentre la banana e i semi di chia aggiungono fibre.
- ✓ **Sostituzione**: Se la papaya non è disponibile, prova con l'ananas che ha benefici simili.

Introduzione

Questo capitolo è dedicato a deliziose ricette di gelati e yogurt che sono non solo piacevoli al palato, ma anche ricche di vitamine e minerali essenziali.

Gelato di Yogurt e Mirtilli

➢ **Benefici**: Questo gelato è una fonte eccellente di probiotici, grazie allo yogurt, e di antiossidanti, grazie ai mirtilli. È ideale per supportare la salute intestinale e rafforzare il sistema immunitario dei bambini.

Ingredienti:

- o 2 tazze di yogurt greco naturale
- o 1 tazza di mirtilli freschi o surgelati
- o 2 cucchiai di miele

Preparazione:

- ✓ Frulla i mirtilli con il miele.
- ✓ Mescola il frullato di mirtilli con lo yogurt.
- ✓ Versa il composto negli stampini per gelato e congela per almeno 4 ore.

- ➤ **Sostituzione:** Se i mirtilli non sono graditi, possono essere sostituiti con fragole per mantenere un alto contenuto di vitamina C.

Gelato di Banana e Spinaci

- ➤ **Benefici:** Ricco di potassio dalla banana e di ferro dagli spinaci, questo gelato supporta il sistema nervoso e contribuisce alla crescita muscolare e cerebrale dei bambini.

Ingredienti:

- o 2 banane mature
- o 1 tazza di spinaci freschi
- o 1 cucchiaino di estratto di vaniglia
- o 1 tazza di latte di mandorla

Preparazione:

- ✓ Frulla tutti gli ingredienti fino a ottenere un composto liscio.
- ✓ Versa in stampini per gelato e congela.

- ➤ **Sostituzione**: Se gli spinaci non sono di gradimento, possono essere sostituiti con cavolo riccio per simili benefici nutritivi.

> **Benefici**: Un eccellente apporto di vitamina A dal mango e dalle carote, essenziale per la salute degli occhi e la pelle. Questo yogurt gelato è anche ricco di fibre, che aiutano la digestione.

Ingredienti:

- o 1 tazza di mango a cubetti
- o ½ tazza di carote cotte
- o 2 tazze di yogurt greco
- o 2 cucchiai di miele

Preparazione:

- ✓ Frulla il mango e le carote con il miele.
- ✓ Mescola il purè con lo yogurt e versa negli stampini per gelato.

✓ Congela per diverse ore.

➤ **Sostituzione**: Se il mango non è disponibile o non è gradito, prova con pesche per un dolce alternativo ricco di vitamine.

Sorbetto di Anguria e Cocco

➤ **Benefici**: Questo sorbetto è idratante e rinfrescante, perfetto per i giorni caldi. L'anguria è ricca di licopene e vitamine, mentre il cocco fornisce grassi sani che sono importanti per lo sviluppo cerebrale.

Ingredienti:

o 2 tazze di anguria a cubetti
o 1 tazza di acqua di cocco
o 1 cucchiaio di sciroppo d'acero

Preparazione:

- ✓ Frulla l'anguria con l'acqua di cocco e lo sciroppo d'acero.
- ✓ Versa il composto in stampini per sorbetto e congela.

➢ **Sostituzione:** Se l'anguria non è di gradimento, il melone può essere un'ottima scelta per mantenere l'idratazione e l'apporto vitaminico.

Conclusione del Capitolo

Queste ricette sono progettate per essere non solo gustose e divertenti per i bambini ma anche ricche di vitamine, minerali e nutrienti essenziali per la loro crescita. Sperimentare con questi snack salutari può aiutare a reintegrare e assimilare quello di cui hanno bisogno, senza dover ricorrere a ricette sofisticate che per un bambino possono risultare poco gradevoli.

Lunedì: Detox e Purificazione

➢ **Obiettivo del Giorno:** Disintossicare e purificare il corpo dalle tossine accumulate.

Ingredienti per un Bicchiere (circa 250 ml):

o 100 g di cetriolo
o 50 g di spinaci freschi
o 1 mela verde (circa 150 g)
o Succo di 1 limone

o   10 g di zenzero fresco

Procedura:

✓ Lavare tutti gli ingredienti.
✓ Tagliare il cetriolo, la mela e lo zenzero a pezzi piccoli.
✓ Spremere il limone.
✓ Frullare tutti gli ingredienti insieme fino a ottenere un liquido omogeneo.

Martedì: Energia e Vigore

➢ **Obiettivo del Giorno:** Ricaricare il corpo di energia naturale per affrontare la giornata.

Ingredienti per un Bicchiere (circa 250 ml):

o   1 banana media (circa 120 g)
o   1 arancia (circa 150 g)
o   1 cucchiaio di semi di chia (circa 10 g)

o 100 g di yogurt greco

o 100 ml di latte di mandorla

Procedura:

✓ Sbucciare la banana e l'arancia.

✓ Frullare tutti gli ingredienti insieme fino a ottenere una consistenza cremosa.

Mercoledì: Supporto Immunitario

➢ **Obiettivo del Giorno:** Rafforzare il sistema immunitario con vitamine e antiossidanti.

Ingredienti per un Bicchiere (circa 250 ml):

o 2 kiwi (circa 140 g)

o 1 arancia (circa 150 g)

o 50 g di mirtilli freschi

o   10 g di zenzero fresco

Procedura:

- ✓ Sbucciare i kiwi e l'arancia.
- ✓ Frullare tutti gli ingredienti insieme fino a ottenere un succo omogeneo.

Giovedì: Salute della Pelle

- ➢ **Obiettivo del Giorno:** Nutrire e migliorare la salute della pelle dall'interno.

Ingredienti per un Bicchiere (circa 250 ml):

- o   2 carote medie (circa 150 g)
- o   1 barbabietola piccola (circa 100 g)
- o   1 mela (circa 150 g)
- o   Succo di 1 limone

Procedura:

✓ Pelare e tagliare le carote e la barbabietola.
✓ Tagliare la mela a pezzi piccoli.
✓ Spremere il limone.
✓ Frullare tutti gli ingredienti insieme fino a ottenere un succo omogeneo.

Venerdì: Relax e Calma

➢ **Obiettivo del Giorno:** Promuovere il relax e ridurre lo stress.

Ingredienti per un Bicchiere (circa 250 ml):

o 200 g di fragole
o 5 foglie di melissa
o 200 ml di latte di mandorla
o 1 cucchiaio di miele (circa 20 g)

Procedura:

- ✓ Lavare le fragole e le foglie di melissa.
- ✓ Frullare tutti gli ingredienti insieme fino a ottenere una bevanda cremosa.

Sabato: Digestione e Intestino Sano

➢ **Obiettivo del Giorno:** Supportare una digestione sana e alleviare il gonfiore.

Ingredienti per un Bicchiere (circa 250 ml):

- o 200 g di papaya
- o 100 g di ananas
- o 5 foglie di menta
- o 200 ml di acqua

Procedura:

✓ Tagliare la papaya e l'ananas a pezzi.
✓ Frullare tutti gli ingredienti insieme fino a ottenere un succo omogeneo.

Domenica: Ricarica e Ripristino

➤ **Obiettivo del Giorno:** Ricaricare i minerali e idratare il corpo per iniziare bene la settimana.

Ingredienti per un Bicchiere (circa 250 ml):

o 1 avocado piccolo (circa 100 g)
o 1 cetriolo (circa 100 g)
o Succo di 1 lime
o 200 ml di acqua di cocco

Procedura:

- ✓ Tagliare l'avocado e il cetriolo a pezzi.
- ✓ Spremere il lime.
- ✓ Frullare tutti gli ingredienti insieme fino a ottenere un succo omogeneo.

Conclusione

Integrare queste bevande nella routine settimanale, insieme ad uno stile di vita sano, può aiutare a migliorare la salute e il benessere nel complessivo. Ricorda che la costanza è la soluzione ottimale per vedere risultati a lungo termine.